MÉMOIRE

PONCTION DU VENTRE

CONSIDÉRÉE

COMME MOYEN D'OBTENIR LA GUÉRISON RADICALE

DE L'HYDROPISIE ASCITE.

PAR

Alph. DUPASQUIER,

Médecin de l'Hôtel-Dieu de Lyon, Secrétaire-général de la Société de Médecine de la même ville, Membre du Jury Médical
du département du Rhône, Secrétaire-général de la Société
Linnéenne de Lyon, Membre de l'Académie des Sciences,
Lettres et Arts de la même ville, etc.

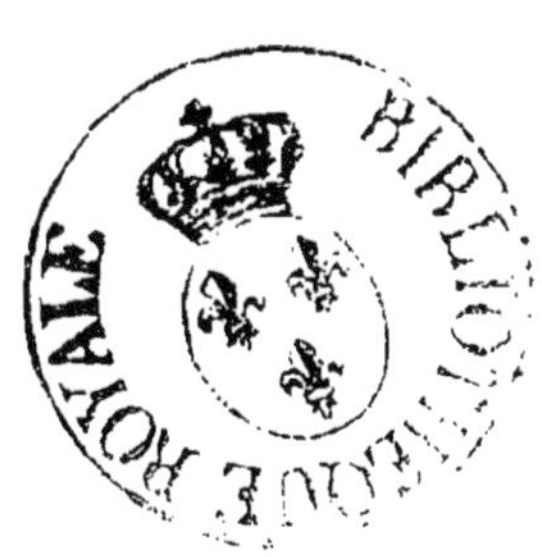

LYON

LOUIS BABEUF, Editeur, rue St-Dominique, n. 2.

1830

IMPRIMERIE ANDRÉ IDT, RUE ST-DOMINIQUE, N. 15, LYON.

MÉMOIRE

SUR LA PONCTION DU VENTRE

CONSIDÉRÉE
COMME MOYEN D'OBTENIR LA GUÉRISON RADICALE
DE L'HYDROPISIE ASCITE.

———

BEAUCOUP de praticiens considèrent la ponction du ventre dans l'hydropisie ascite, comme un moyen extrême qui ne peut agir que d'une manière palliative, et auquel il ne faut recourir que dans les cas où le malade ne peut plus supporter la distension des parois abdominales produite par l'accumulation de la sérosité dans la cavité du péritoine. Cette opinion est fondée sur ce que la paracenthèse favorise singulièrement l'afflux du fluide séreux entre les feuillets péritonéaux, et diminue de plus en plus, chaque fois qu'on la pratique, l'espoir de pouvoir ramener la sécrétion urinaire à son état normal ; d'où il suit que, plus cette opération a été fréquemment renouvelée, moins la maladie présente de chances de guérison.

Cependant une opinion tout à fait contraire a

également trouvé d'assez nombreux partisans. Ainsi, beaucoup de médecins pensent qu'il faut dans tous les cas pratiquer la paracenthèse avant que la distension du ventre soit devenue considérable. Par cette méthode, ils disent être parvenus fréquemment à obtenir la guérison radicale de l'ascite, guérison dont ils trouvent la cause physiologique dans l'irritation de la séreuse produite par le contact de l'air et l'action mécanique de l'instrument perforateur.

Je n'ai point l'intention de rechercher ici la valeur intrinsèque de ces méthodes, et de déterminer quelle est celle qui, dans tous les cas, doit être suivie préférablement à l'autre. Toutes deux présentent, à mon avis, des avantages spéciaux, suivant les variétés de l'hydropisie, l'ancienneté ou la récence de la maladie, son état de simplicité ou de complication, l'effet plus ou moins marqué des remèdes déja employés; la force, la constitution, l'âge des malades, etc., etc. D'où il résulte que tantôt il convient de ponctionner l'abdomen presque dès l'origine de l'accumulation séreuse, et tantôt il faut s'abstenir de la paracenthèse aussi long-temps que le malade peut supporter sans inconvénient la distension des parois du ventre.

Toutefois il est nécessaire de remarquer qu'en général on paraît redouter beaucoup trop l'emploi de la paracenthèse. Cette opération est en

effet une des plus simples et des moins dange-
reuses qu'on puisse pratiquer. Tous les médecins qui l'ont ordonnée un grand nombre de fois
savent combien il est rare qu'elle donne lieu à
des accidens quelque peu graves. L'observation
a prouvé au contraire qu'elle était sans danger
lorsqu'on la pratiquait d'une manière convenable et en temps utile, et que constamment elle
était suivie d'un soulagement marqué et d'une
amélioration sensible et momentanée de l'état
des fonctions. Quant à l'opinion qui fait regarder
la paracenthèse comme rendant l'hydropisie in-
curable lorsqu'elle a été souvent renouvelée,
elle ne peut être raisonnablement soutenue, puisque cette opération détermine quelquefois la disparition complète et définitive de l'épanchement
péritonéal, et qu'on a vu même des guérisons
être obtenues après qu'elle avait été pratiquée
un très grand nombre de fois.

Mais cette opération ne présente pas pour seul
avantage de procurer un soulagement momentané des douleurs déterminées par la distension
des parois abdominales, et de remédier pour
quelque temps au trouble des fonctions qui en
est toujours le résultat : l'observation m'a appris
que la paracenthèse devenait surtout très utile
en favorisant d'une manière extrêmement remarquable l'action des diurétiques, action qui pour
l'ordinaire est presque nulle, lorsque le ventre

est énormément distendu par une collection a-
bondante de sérosité.

Cette remarque importante de thérapeutique
est cependant le résultat de l'observation jour-
nalière. Tous les praticiens, en effet, ont de
fréquentes occasions de se convaincre que *l'action
des diurétiques est toujours en raison inverse de
la somme de fluide accumulée dans le péritoine
et de l'état d'irritation des voies gastro - intes-
tinales*. Ainsi, dès que la distension est devenue
un peu forte, les médicamens administrés dans
le but d'augmenter la sécrétion de l'urine dimi-
nuent visiblement d'énergie, et bientôt les diurétiques les plus actifs ne font que rendre ce liquide
plus rare et plus foncé en couleur. Ces remèdes
alors, loin de porter une stimulation puissante
sur les reins, ne font qu'irriter la muqueuse du
tube intestinal, d'où résulte une diminution
très marquée de la sécrétion urinaire. Aussi est-
il d'observation que, dans ces cas, la médication purgative est plus convenable que l'emploi
des diurétiques, parce que la nature a beaucoup
plus de tendance à établir un flux muqueux
intestinal, qu'un écoulement abondant d'urine.

Mais, ainsi que je l'ai souvent observé, la paracenthèse paraît changer instantanément cette
disposition. Dès que la sérosité contenue dans le
ventre s'est écoulée, et qu'à la distension des parois abdominales a succédé un état de flaccidité,

la sécrétion de l'urine commence à se rétablir et paraît un instant devoir revenir à son type normal.

C'est alors qu'en portant une vive stimulation sur les reins, au moyen d'une médication diurétique, on peut rendre très active la sécrétion de ces organes, rompre l'habitude morbide qui donnait lieu à l'accumulation péritonéale et en déterminer ainsi la disparition définitive. Mais, pour obtenir cet effet, il faut se remettre, immédiatement après la ponction, à l'usage des remèdes qui augmentent le flux d'urine. Dès qu'une nouvelle accumulation de fluide a commencé à se former, le succès est beaucoup moins certain.

Pour réussir au moyen de cette méthode, il faut encore observer de choisir une substance diurétique qui ne stimule point trop le canal intestinal, car la diarrhée, que pourrait déterminer cette stimulation, serait un obstacle invincible à l'établissement de la sécrétion urinaire.

C'est pour cette même raison qu'il m'a paru plus convenable de provoquer un écoulement d'urine en étendant les substances diurétiques dans une boisson abondante, qu'en les administrant à l'état de concentration sous forme de bols, de poudre, d'extrait, etc. ; et, à cet égard, l'expérience a complètement confirmé mes prévisions. Les médicamens que j'ai administrés de cette manière, dans le but de provoquer une diurèse, ont bien rarement agi comme irritans de l'appareil digestif, et, dans la généralité des cas, toute leur action s'est portée sur les organes urinaires.

Les diurétiques qui paraissent le mieux réussir dans les cas que je viens de signaler sont :

I° Les sucs herbacés combinés au petit-lait clarifié, et particulièrement le suc de cerfeuil dépuré à froid *, qui, uni à la dose de quatre onces à une demi-pinte de petit-lait, est parfaitement supporté par les organes digestifs, et devient ainsi un diurétique des plus puissans. Un ancien médecin de Lyon, M. Collomb a guéri beaucoup d'hydropisies par l'usage du suc de cerfeuil, dont il était grand partisan. Bouvart et Geoffroi en ont fait la base de formules anti-hydropiques, et M. le docteur Sainte-Marie, dans son Formulaire, en a fait aussi un grand éloge.

2° On obtient encore beaucoup d'effet d'une solution d'un à deux gros de nitrate de potasse dans du petit-lait, dans une très forte infusion de pariétaire récente, ou dans une décoction de chiendent et de réglisse. La dose de ce sel peut

* Lorsqu'on ordonne le suc de cerfeuil soit pur, soit combiné, au petit-lait clarifié, il faut toujours avoir soin de recommander qu'il soit dépuré à froid. Ce suc perd en effet une grande partie de ses propriétés diurétiques, lorsqu'on lui fait subir un commencement d'ébullition dans le but de le clarifier, ainsi qu'on a encore l'habitude de le faire dans quelques officines pour dépurer tous les sucs de plantes.

être portée jusqu'à quatre gros et même au delà, mais il faut avoir soin de n'y arriver que d'une manière graduée.

3° L'acétate de potasse, à la dose de un à quatre gros et même au delà, réussit aussi fréquemment en l'administrant dans les mêmes boissons que le nitre. Je ferai remarquer en passant qu'on ordonne ordinairement ce sel à trop faible dose pour pouvoir compter sur ses effets.

4° Deux à quatre gros de vinaigre scillitique étendus dans une pinte de décoction de racines d'asperges et de persil, composent également un excitant très actif de la sécrétion urinaire. On peut remplacer le vinaigre par l'oximel scillitique ordonné à la dose de deux ou trois onces pour une pinte de décoction.

5° On obtient encore de très bons effets de la digitale pourprée administrée en infusion, à la dose d'un demi-gros dans une pinte de liquide. On peut arriver graduellement à doubler la dose de cette plante, mais il faut le faire avec précaution.

L'emploi de la digitale à l'extérieur seconde puissamment l'action des moyens internes : j'ai eu souvent à me louer de l'application, renouvelée matin et soir et continuée pendant plusieurs jours, de cataplasmes préparés avec les feuilles de cette plante. J'en dirai autant des frictions faites avec un mélange de teinture de cantharides, de teinture de scille et de teinture de digitale

6° L'extrait de caïnca, qui a la propriété d'augmenter le flux d'urine sans irriter les organes digestifs, pourrait sans doute aussi être employé avec avantage après la ponction ; mais je n'ai point encore trouvé l'occasion de le mettre en usage. C'est une expérience à tenter.

7° Enfin, aux différens moyens qui viennent d'être indiqués, j'ajouterai encore l'usage d'une forte infusion de mercuriale récente, boisson qui agit d'une manière très énergique sur les reins. Jusqu'ici on avait regardé la mercuriale comme une plante simplement laxative : le hasard m'a fait découvrir qu'elle était aussi puissamment diurétique, et d'assez nombreux essais tentés depuis lors m'ont confirmé l'exactitude de cette observation*.

En passant en revue les différens moyens propres à rendre très active la sécrétion urinaire après la ponction, je n'ai fait mention que d'un assez petit nombre de substances diurétiques : je n'ai pas besoin de dire qu'il en est beaucoup d'autres qu'on pourrait sans doute employer avec

---

* Cette application nouvelle de la mercuriale, fera le sujet d'un mémoire qui sera inséré dans ce Journal. Dans ce mémoire je présenterai des réflexions générales sur l'action diurétique d'un assez grand nombre de végétaux, dans lesquels on ne soupçonne pas cette propriété.

le même avantage. Mais j'ai dû me borner à indiquer les moyens dont l'expérience m'a démontré l'efficacité. Il en est certainement auxquels on peut attribuer plus d'activité en général, mais je les crois moins utiles pour l'application particulière dont je viens de parler. En thérapeutique, il n'y a rien d'absolu : dire que telle substance est plus diurétique que telle autre, est avancer une chose absurde, puisque toutes deux peuvent présenter alternativement une efficacité plus grande, suivant les circonstances très variées de leur emploi.

Quelle est la raison physiologique du fait que je viens de signaler, c'est à dire, de l'obstacle que la distension des parois du ventre, par une collection séreuse, apporte à l'absorption du fluide épanché dans le péritoine, et à la sécrétion urinaire ? Serait-ce que la compression des viscères abdominaux, par l'effet de l'accumulation de ce liquide, s'opposerait alors à l'action normale des vaisseaux absorbans ; ou bien, cette compression, en produisant une certaine gêne de la circulation abdominale, entretiendrait-elle un état de distension des veines de la cavité du ventre, distension qui en anéantirait la faculté absorbante ? L'une et l'autre supposition peuvent être admises par le raisonnement, la seconde même est appuyée sur des expériences. On sait, en effet, que M. Magendie a empêché l'absorption d'une substance vénéneuse introduite dans une plaie faite à un membre, en augmentant la turgescence du système sanguin soit par une injection d'eau dans les veines, soit par l'application d'une ligature au dessus de la plaie. En faisant cesser ensuite cet état momentané de distension vasculaire, dans le premier cas, par une saignée, dans le second, par l'enlèvement de la ligature, les phénomènes de l'absorption, qui étaient nuls auparavant, sont bientôt devenus sensibles.

Au reste, peu importe au praticien la plus ou moins grande probabilité de chacune de ces suppositions. Il doit lui suffire de savoir, par la simple observation du fait, qu'une distension très forte des parois d'une cavité, par un fluide qui y est épanché, est un obstacle à l'absorption de ce même fluide, et que cet obstable disparaît en faisant cesser l'état de distension qui y donnait lieu.

Tel est le résultat de mes remarques pratiques sur l'emploi de la ponction, combiné avec l'usage immédiat des diurétiques. Je dois maintenant exposer les faits par l'observation desquels je suis arrivé à ce résultat. Mais, comme ils présentent assez d'uniformité dans leurs détails, je me bornerai à rapporter une observation de guérison radicale d'une ascite qui a offert cela d'intéressant, qu'elle était survenue comme complication d'un hydrothorax. A ce fait remarquable je joindrai les détails relatifs à la guérison d'une anasarque dont le traitement a reposé sur les principes qui viennent d'être présentés.

PREMIÈRE OBSERVATION. — *Epanchement pleurétique du côté gauche ; fistule communiquant avec la cavité de la plèvre. — Ascite secondaire à cette affection ; emploi inutile des diurétiques. — Ponction ; usage immédiat des mêmes diurétiques ; flux urinaire abondant ; guérison radicale de l'ascite.*

Mlle S......., d'un tempérament nerveux, était arrivée à l'âge de quarante-huit à cinquante ans, ayant joui jusque-là d'une santé assez bonne, quoique sa constitution fût très délicate, lorsqu'elle commença à éprouver une toux sèche et une difficulté de respirer correspondant au côté gauche de la poitrine. Elle donna d'abord peu d'attention à ces symptômes et ne chercha point à y remédier. Cependant la dyspnée était devenue plus forte et la toux plus fréquente et plus pénible, lorsque Mlle S..... s'aperçut qu'une petite tumeur s'était formée au dessous du sein du côté malade. Ce fut seulement alors qu'elle se décida à prendre conseil d'un médecin.

Elle vint donc me consulter. Je reconnus chez cette malade tous les signes d'un hydrothorax : la respiration était très gênée et la toux sèche ; le côté droit de la poitrine se dilatait seul pendant l'inspiration ; le son était mat à gauche , et la malade disait ne pouvoir se coucher que sur ce côté. Il lui était impossible aussi de marcher un peu vite ou de monter un escalier, sans être menacée de suffocation.

En examinant l'espèce de dépôt placé au dessous du sein , je soupçonnai, d'après son état d'indolence et de fluctuation très sensible, qu'il pourrait bien communiquer avec l'épanchement contenu dans la cavité de la plèvre, ce qui fut pleinement confirmé par l'ouverture de la tumeur. Celle-ci laissa d'abord échapper deux ou trois cuillerées d'une sérosité lactescente , après quoi ce liquide continua à en suinter goutte à goutte et très lentement.

Le lendemain, un gâteau de charpie sèche que j'avais appliqué sur la petite plaie fut trouvé complètement imprégné de sérosité. Le suintement observé la veille durait encore , seulement le liquide qui s'écoulait goutte à goutte était un peu moins trouble. La malade se trouvait mieux ; son oppression avait diminué d'une manière assez sensible.

Les jours suivans , même observation. L'état de la malade continuait à s'améliorer.

Bien convaincu alors que j'avais affaire à une fistule établie par la nature pour donner jour à l'épanchement pleurétique , je recommandai de panser continuellement la plaie avec de la charpie sèche. J'ordonnai *un régime analeptique et quelques cuillerées de vin de kinkina* pour relever les forces de la malade qui était un peu affaiblie. A ces moyens j'ajoutai bientôt l'usage de la *digitale et d'autres diurétiques*, ainsi que *l'application d'un cautère à un bras*, dans le but de tarir, s'il était possible, l'épanchement séreux qui continuait à se former dans la plèvre.

Mais l'écoulement qui avait lieu par la plaie n'en continua pas moins. Les signes de l'épanchement ne tardèrent pas à devenir beaucoup moins sensibles ; cependant ils ne disparurent pas complètement. L'état de Mlle S.... était alors tellement amélioré que je cessai de la visiter.

Cinq ou six mois après, Mlle S.... me fit prévenir que son ventre s'était considérablement développé, et qu'elle était plus oppressée que jamais. J'allai la voir, et la trouvai en effet très souffrante et dans un grand état d'anxiété : son ventre était très volumineux, très dur, et présentait une fluctuation manifeste ; la dyspnée était extrême. Il s'écoulait toujours par l'ouverture de la tumeur une sérosité claire et en même quantité qu'après l'opération ; l'urine était rare et très colorée ; la langue était sèche et la soif assez vive. Je prescrivis, pour prendre dans la matinée et par verrée, d'heure en heure, *une demi-pinte de petit-lait clarifié*, avec addition *d'un gros d'acétate de potasse, de deux onces de sirop de gui-*

mauve et de quatre onces de suc dépuré de cer-feuil; dans l'après-midi, la malade devait prendre une *décoction de racine de persil et de fenouil,* avec addition *de vinaigre scillitique.*

La sécrétion urinaire ne fut nullement augmentée par l'emploi de ces remèdes ; toute leur action se porta sur la muqueuse du gros intestin. Il en résulta une diarrhée qui ne fut point assez abondante pour diminuer l'épanchement. D'autres diurétiques tels que la digitale, le nitre à haute dose, etc., furent encore employés, mais aussi inutilement.

Cependant l'épanchement augmentait toujours, la distension du ventre était portée au dernier degré, la gêne de la respiration était extrême. Il y avait donc indication pressante de donner jour au liquide accumulé dans le péritoine, et je me décidai à pratiquer la ponction. Il s'écoula par la canule du *trois-quart* quinze pintes au moins de sérosité claire limpide et de couleur citrine.

L'opération terminée, je comprimai le ventre au moyen d'un bandage roulé et fis administrer immédiatement *le petit-lait uni au suc de cer-feuil.* L'urine ne tarda pas à couler avec abondance, et d'épaisse et rouge qu'elle était auparavant devint légère et blanchâtre.

Cette sécrétion abondante de l'urine fut soutenue pendant plusieurs jours au même degré, en ajoutant au petit-lait composé, *des boissons telles qu'une infusion légère de digitale pourprée, une décoction de racines de persil avec le vinaigre scillitique, etc., c'est à dire les mêmes diurétiques ordonnés avant la ponction.*

Le quatrième jour, après l'opération je fus obligé de resserrer le bandage placé pour comprimer le ventre; les parois abdominales étaient en effet moins proéminentes encore qu'à la suite de la ponction, soit qu'elles fussent revenues sur elles-mêmes par l'effet de leur élasticité, soit aussi qu'une petite quantité de liquide restée dans le péritoine eût été absorbée par l'effet de l'activité plus grande de la sécrétion urinaire.

Au dixième jour, Mlle S...... commença à se lever; son ventre était tout à fait affaissé; l'urine continuait à couler abondamment; la respiration était beaucoup plus libre. Généralement la malade se trouvait mieux, quoiqu'elle fût très faible. J'ajoutai alors aux *diurétiques* l'usage des *martiaux*, *du kinkina* et un *régime analeptique*.

Au bout d'un mois, le rétablissement était complet, seulement il restait un peu d'oppression et l'écoulement par la fistule continuait encore, quoiqu'il fût à peine sensible.

Le bon état de la malade se soutint jusqu'à la saison froide, où les signes de l'hydrothorax et l'écoulement par la fistule revinrent au même degré qu'avant le développement de l'ascite.

Mlle S...... a vécu ainsi cinq ou six années encore après son opération, et a fini par succomber à un catarrhe aigu qui est venu compliquer l'hydrothorax. *Durant tout ce temps l'ascite n'a point reparu.*

DEUXIÈME OBSERVATION. — *Hémorragies utérines mensuelles très abondantes. — Infiltration légère; anasarque, ascite, hydro-péricarde; emploi inutile des diurétiques. — Ecoulement d'une partie de la sérosité par des mouchetures pratiquées aux jambes; emploi des mêmes diurétiques; écoulement abondant d'urine; disparition de l'anasarque.*

Mad. G...., d'un tempérament lymphatico-sanguin, était arrivée aux approches de l'âge critique, ayant joui jusque-là d'une excellente santé, lorsque ses règles commencèrent à couler avec une abondance excessive. Cet accident se reproduisant à chaque période et toujours avec plus de violence, Mad. G..... prit conseil de son médecin qui lui ordonna différens moyens propres à modérer ses hémorragies utérines. Tout fut inutile et les règles continuèrent à être de plus en plus abondantes.

Un consultant appelé alors par le médecin ordinaire de la malade fut d'accord avec lui pour considérer la maladie comme une hypertrophie de l'utérus. Et comme le foie était un peu volumineux, que la couleur de la peau était jaunâtre, et qu'une infiltration générale commençait à se manifester, on conseilla à Mad. G...... d'aller prendre les eaux de Vichy.

Dès les premiers jours de l'emploi de ces eaux, la maladie parut empirer : une hémorragie effrayante eut lieu à la sortie d'un bain, et ne put être modérée qu'avec beaucoup de peine. A partir de ce moment, l'infiltration générale fit des progrès rapides et devint en peu de jours considérable.

Découragée de ne point obtenir le soulagement qu'elle espérait et de voir au contraire empirer sa maladie, Mad. G.... revint à Lyon.

Appelé alors pour donner des soins à cette malade, j'allai la voir sur l'invitation qui m'en fut faite par le confrère qui l'avait traitée jusqu'à cette époque : je la trouvai dans un état d'anxiété et d'abattement difficile à décrire : le tissu cellulaire était généralement infiltré, et à un degré peu ordinaire; le ventre était très distendu et présentait une fluctuation manifeste; les battemens du cœur étaient tumultueux et pouvaient être sentis dans une partie assez étendue de la poitrine; le pouls battait avec fréquence, et présentait d'ailleurs un trouble analogue à celui des mouvemens du cœur; la respiration ne se faisait qu'avec peine, était courte, précipitée et accompagnée d'une anxiété extrême; une toux très fréquente fatiguait la malade, qui était obligée de se tenir continuellement assise sur son lit; le moindre mouvement qu'elle cherchait à faire déterminait un état de suffocation imminente, ses lèvres devenaient violettes et ses extrémités froides. Une semblable réunion de symptômes annonçait évidemment la coïncidence d'une ascite, d'une hydropéricarde et d'un hydrothorax avec l'anasarque.

Toutes les personnes qui entouraient la malade s'attendaient à la voir périr d'un instant à l'autre. Je crus d'abord moi-même que son état était désespéré. Cependant je m'empressai de remplir l'indication principale que présentait le traitement de cette maladie. J'ordonnai donc successivement plusieurs préparations diurétiques : *une décoction de racines de persil avec addition de vinaigre scillitique; une forte infusion de pariétaire contenant en solution plusieurs gros de nitre ou d'acétate de potasse; le petit-lait avec le suc de cerfeuil*, etc. Tous ces remèdes furent employés inutilement, et l'urine continua à être rare et foncée en couleur. Il en fut de même d'une *potion contenant une infusion de digitale*, qui servit seulement à modérer un peu les mouvemens du cœur. *Un opiat composé avec le rob de sureau, la pulpe de scille récente, la poudre de digitale et le sirop des cinq racines*, détermina une diarrhée qui fatigua inutilement la malade et ne changea en rien l'état des choses.

L'infiltration des membres inférieurs et du bassin était alors si considérable, qu'ils paraissaient monstrueux et que la peau était prête à se rompre en différens points pour livrer passage à la sérosité. En conséquence de cet état, je crus devoir pratiquer plusieurs mouchetures à chaque jambe. En trois ou quatre jours, il s'écoula une très grande quantité de liquide par ces petites plaies; les mouvemens du cœur devinrent moins tumultueux et la respiration plus facile; le ventre s'affaissa un peu et le volume des membres inférieurs diminua de moitié. La malade se trouvait déja infiniment mieux.

Ce fut alors que je revins à l'usage des diurétiques que j'avais abandonné depuis quelques jours, n'en obtenant aucun avantage. *Le petit-lait combiné au suc de cerfeuil et la tisane de pariétaire nitrée* déterminèrent immédiatement un flux abondant d'urine, qui, soutenu pendant huit ou dix jours et aidé d'un écoulement artificiel produit par de nouvelles mouchetures, fit disparaître presque complètement tous les symptômes d'anasarque, d'ascite, d'hydrothorax et d'hydropéricarde.

Depuis ce moment l'état de Mad. G..... alla toujours en s'améliorant : l'engorgement des jambes, après avoir persisté quelque temps à un très faible degré, finit par disparaître. La malade ne conserva de son affection qu'une toux légère, et une disposition à être oppressée chaque fois qu'elle marchait un peu vite ou montait un escalier, ce qui, je pense, indiquait encore l'existence d'un léger épanchement autour du cœur.

Mad. G.... est restée environ quatre mois sans reprendre ses hémorragies utérines périodiques. Seulement chaque époque a été marquée par une enflure passagère autour des malléoles, et une gêne de respiration un peu plus marquée.

A la suite de ce temps, les règles ont reparu à des époques régulières, et bientôt ont repris le caractère d'une perte abondante qui s'est prolongée pendant huit, dix ou douze jours. Un commencement d'infiltration générale en a été le résultat; mais je l'ai promptement fait disparaître par le seul usage du *petit-lait avec le suc de cerfeuil.*

Aujourd'hui, j'emploie avec activité les ferrugineux, le vin de kinkina au vin de Bordeaux, et d'autres toniques astringens, afin de modérer les pertes utérines qui entretiennent une disposition à l'hydropisie, en rendant plus abondante la partie séreuse du sang.

Les deux faits qui précèdent, quoique très différens sous beaucoup de rapports, peuvent toutefois servir d'une manière égale à la démonstration des principes que j'ai cherché à établir dans ce mémoire. Dans le premier cas, les diurétiques n'ont porté leur action sur les reins qu'après la disparition de l'épanchement péritonéal produite par la ponction du ventre ; dans le second, l'écoulement du liquide a eu lieu par une autre voie, et l'effet des diurétiques, qui jusque-là avait été nul relativement à la sécrétion urinaire, s'est manifesté aussitôt que les séreuses et le tissu lamineux ont été débarrassés d'une grande partie de la sérosité qui y était épanchée.

Tout autre commentaire sur les deux observations précédentes serait inutile : ce que j'ai dit en commençant ce travail doit m'en dispenser.

On peut conclure des remarques et des faits consignés dans ce mémoire :

1° Que l'emploi plus ou moins souvent renouvelé de la paracenthèse ne s'oppose point à la guérison radicale de l'hydropisie ascite ;

2° Que la distension des parois d'une cavité, par une accumulation considérable de liquide, est un obstacle à l'effet produit ordinairement par les diurétiques*, lesquels portent alors leur action stimulante sur la muqueuse gastro-intestinale, et non sur les reins ;

---

* Ce fait que la distension des parois du ventre dans l'ascite est un obstacle à l'absorption du liquide qui y est contenu, a déja été signalé par plusieurs auteurs, et entre autres par Monro, qui en parle ainsi : Si le ventre est trop plein d'eau et trop distendu, non seulement le malade sera tourmenté de la toux et de la difficulté de respirer, occasionées par la compression du diaphragme qui gênera le passage du sang dans les vaisseaux du poumon ; mais encore cette distension excessive diminuera considérablement ou même fera cesser tout à fait

3° Qu'en faisant cesser dans l'ascite la distension des parois abdominales, au moyen de la paracenthèse, les diurétiques reprennent aussitôt l'action qui leur est propre ;

4° Qu'en les administrant immédiatement après la ponction, on peut obtenir la guérison radicale de l'ascite, lorsqu'elle n'est pas le symptôme d'une affection organique ;

5° Qu'un écoulement très actif de sérosité, obtenu en pratiquant des mouchetures, dans un cas d'hydropisie générale, est également un moyen propre à rendre aux diurétiques toute leur action normale ;

6° Que dans ces cas il faut, pour réussir, choisir des médicamens diurétiques qui stimulent le moins possible le canal intestinal ;

7° Enfin qu'il est utile, pour la même raison, d'administrer les diurétiques étendus dans une boisson abondante , plutôt que sous forme de bols, de poudre, d'extrait, etc., où ils se trouvent à l'état de concentration, et doivent par conséquent irriter plus activement la muqueuse de l'appareil digestif.

la résorption du liquide épanché, qui est cependant le seul moyen dont on puisse attendre la guérison de cette maladie. (Essai sur l'hydropisie et ses différentes espèces, par Monro fils, traduit de l'anglais. Paris, 1783.)

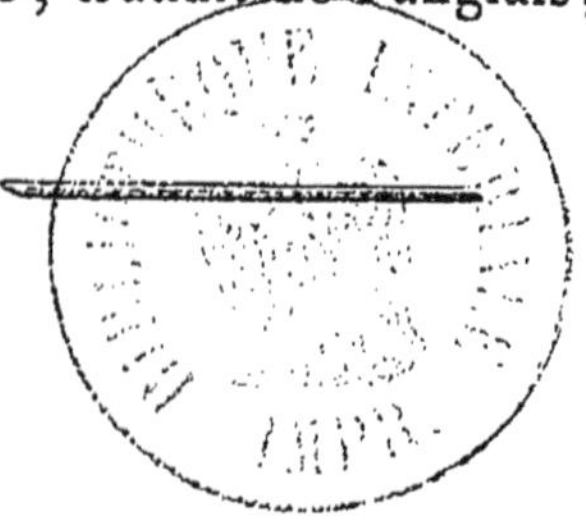